CONTRIBUTION A L'ÉTUDE DE LA TECHNIQUE

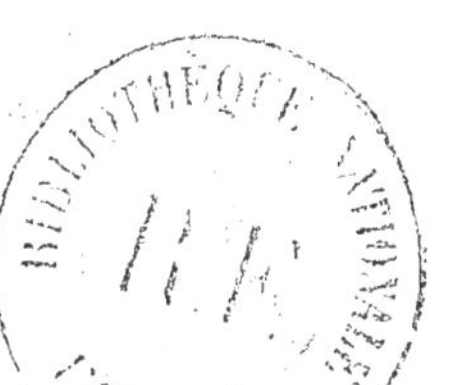

DE LA

RADIOTHÉRAPIE

PAR

Le Docteur Ernest SALEIL
DE LA FACULTÉ DE MÉDECINE DE PARIS

PARIS
Librairie Médicale & Scientifique
Jules ROUSSET
1, rue Casimir-Delavigne et 2, rue Monsieur-le-Prince
—
1910

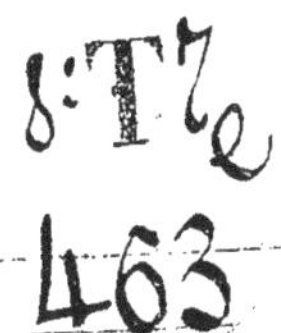

CONTRIBUTION A L'ÉTUDE DE LA TECHNIQUE

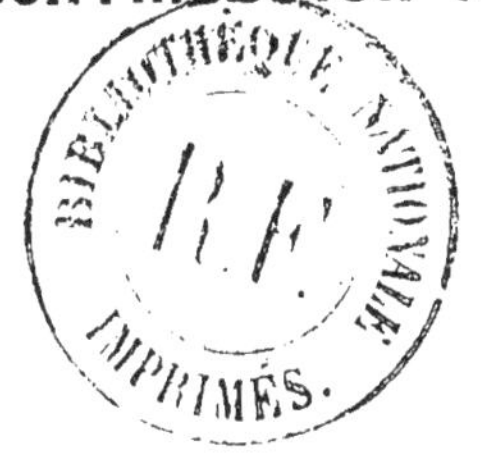

DE LA

RADIOTHÉRAPIE

PAR

Le Docteur Ernest SALEIL

DE LA FACULTÉ DE MÉDECINE DE PARIS

PARIS
Librairie Médicale & Scientifique
Jules ROUSSET
1, rue Casimir-Delavigne et 2, rue Monsieur-le-Prince

1910

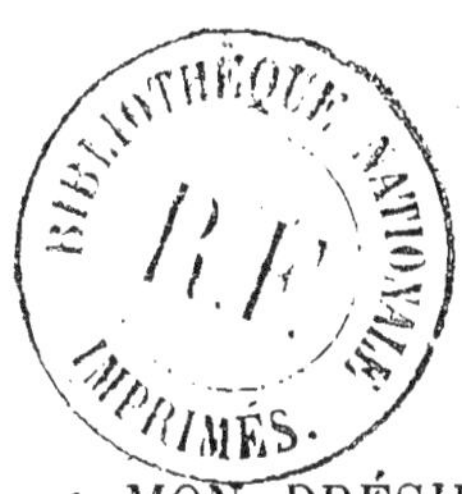

A MON PRÉSIDENT DE THÈSE

M. le PROFESSEUR GAUCHER

Professeur des maladies cutanées et syphilitiques
à la Faculté de Médecine
Médecin de l'Hôpital St-Louis
Chevalier de la Légion d'Honneur

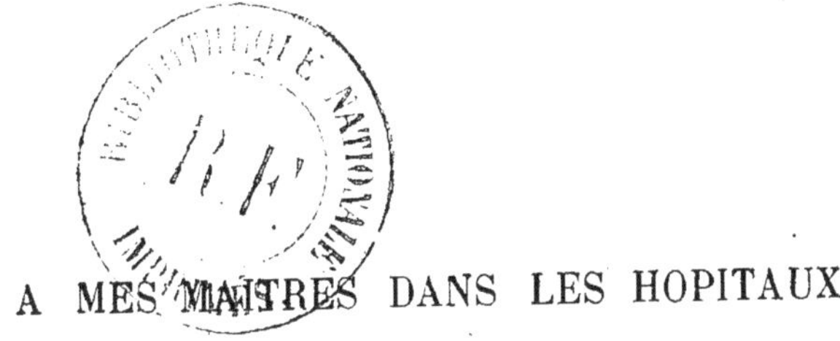

A MES MAITRES DANS LES HOPITAUX

A TOULOUSE

M. le Professeur JEANNEL
Professeur de Clinique chirurgicale à la Faculté de Médecine de Toulouse

M. le Professeur MOSSÉ
Professeur de clinique Médicale à la Faculté de Médecine de Toulouse

A PARIS

M. le Professeur QUÉNU
Professeur de clinique chirurgicale à la Faculté de Médecine

M. le Professeur HAYEM
Professeur de clinique médicale à la Faculté de Médecine

M. le Docteur CARNOT
Professeur agrégé, Médecin des Hôpitaux

M. le Professeur TERRIER (in memoriam)
Professeur de clinique chirurgicale à la Faculté de Médecine

M. le Docteur MAYGRIER
Professeur agrégé, Accoucheur des Hôpitaux

M. le Professeur RAYMOND
Professeur de clinique des Maladies du système nerveux
à la Faculté de Médecine

A M. le Docteur ROMAIN VIGOUROUX

Médecin chef de l'Institut Municipal d'Electrothérapie
de la Salpêtrière
Chevalier de la Légion d'Honneur

A M. le Docteur E. J. DURAND

Médecin adjoint de l'Institut Municipal d'Electrothérapie de la Salpêtrière

En souvenir des bonnes leçons d'Electrothérapie qu'ils nous ont donnés.

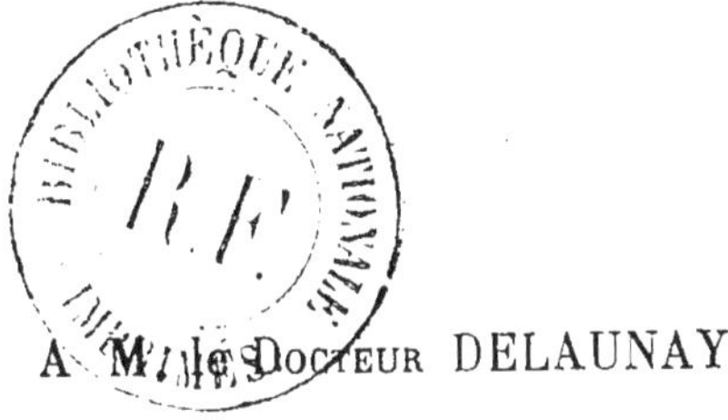

A M. le Docteur DELAUNAY

Chirurgien de l'Hôpital Péan

Dont nous avons eu l'honneur d'être l'interne pendant près de 3 ans, et qui n'a cessé de nous témoigner la plus grande bienveillance ; qu'il soit au moins assuré de notre plus sincère reconnaissance.

A MM. les Docteurs BROCHIN et ROUSSEAU

En les remerciant de l'accueil si sympathique que nous avons toujours trouvé auprès d'eux.

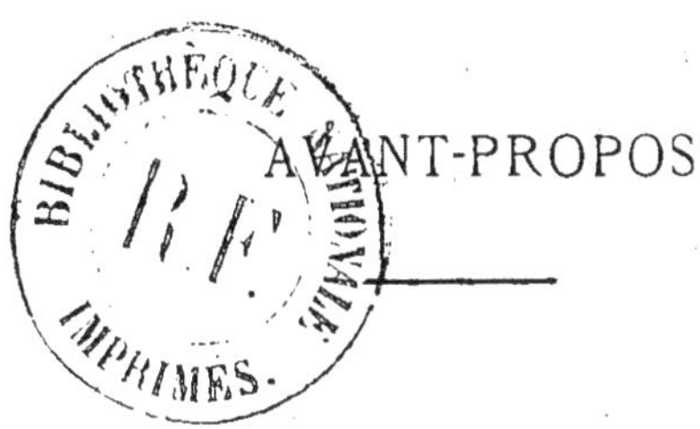

AVANT-PROPOS

C'est à l'Institut Municipal d'Electrothérapie de la Salpêtrière, dirigé par le Docteur R. Vigouroux et où nous sommes attaché depuis bientôt cinq ans, que nous avons conçu l'idée de rédiger un travail sur la technique de la radiothérapie et d'en faire l'objet de notre thèse inaugurale. Qu'il nous soit donc permis tout d'abord d'offrir à notre vénéré Maître en Electrothérapie, M. le Docteur Romain Vigouroux, l'expression de notre sincère sympathie et de notre profonde gratitude. Il a bien voulu se dévouer à nous inculquer les principes de cette science qu'il connaît si bien et qu'il aime tant, nous ne l'oublierons jamais. Nous remercions aussi M. le Docteur Durand, médecin-adjoint de l'Institut Municipal d'Electrothérapie, licencié ès sciences, auquel nous devons tout particulièrement les notions de physique indispensables à la pratique de l'Electrothérapie

La question de la technique radiothérapique nous a paru intéressante à étudier en raison, d'une part, des progrès réalisés dans cette voie durant ces dernières années, et, d'autre part, des nombreux points non encore résolus ou tout au moins controversés qui s'y rattachent. En effet, l'accord est encore loin d'être fait sur beaucoup de questions et non des moindres. C'est ainsi que dans le traitement d'une même affection, certains radiologistes appliqueront des doses faibles dans des séances courtes et fréquemment répétées, tandis que d'autres emploieront des doses fortes dans des séances longues et espacées. Quant à la mesure elle-même de ces doses, à la façon de les enregistrer et de les exprimer en les rapportant à une unité, les méthodes sont bien plus variées. Il n'existe pas moins d'une dizaine de procédés pour mesurer les radiations quantitatives d'un tube de Crookes.

Les applications de la radiothérapie devenant tous les jours plus fréquentes, il nous a paru de quelque intérêt d'analyser ces méthodes, d'en montrer les avantages et les inconvénients.

HISTORIQUE

C'est au mois de décembre 1895, que Rœntgen présenta à la Société Physico-Médicale de Wurtzbourg le mémoire célèbre annonçant la découverte de nouvelles radiations, qu'il désignait modestement sous le nom de Rayons X, quoiqu'il eut déjà étudié et reconnu la plupart de leurs propriétés physiques. Les expériences relatées par Rœntgen dans son mémoire furent aussitôt reprises par tous les savants du monde entier qui s'efforcèrent de perfectionner le procédé en augmentant la puissance des appareils. L'un deux, Thomson, eut l'ingénieuse idée d'intercaler sur le trajet des rayons cathodiques, un petit miroir en platine et fit construire le premier tube à focus (1896).

La puissance des ampoules était ainsi considérablement accrue et la découverte de Rœntgen passe à ce moment dans la pratique comme moyen d'investigation.

Ignorant les propriétés biologiques des rayons X, nous voulons dire l'action qu'ils exercent sur les tissus vivants, les premiers expérimentateurs qui firent des radioscopies et des radiographies soumirent souvent leurs malades à des examens prolongés durant parfois une heure entière ; d'autre part, ils ne pouvaient songer à se préserver eux-mêmes. Aussi les accidents cutanés ne tardèrent pas à se manifester autant chez les opérateurs que chez les opérés. Chez les premiers ils apparurent sur les mains habituellement exposées aux rayons, et y revêtirent l'aspect de la radiodermite chronique qui devait être funeste à tant de radiologues. Chez les opérés, on vit, après de longues expositions à l'action des rayons X, apparaître une rougeur de la peau avec chute des poils. A cet érythème succédait parfois la formation de bulles et de phlyctènes suivies parfois elles-mêmes de l'apparition d'eschares noirâtres qui, en se détachant, laissaient après elles des ulcérations dont la cicatrisation était très longue à se produire.

Il devait venir naturellement à l'esprit des médecins qui assistaient à ces phénomènes de tenter d'utiliser dans un but thérapeutique l'action produite sur la peau par les nouvelles radiations. Puisqu'elles étaient capables de produire des phénomènes réactionnels si intenses, il était logique de se demander, si on ne pourrait pas les utiliser à guérir ces maladies cutanées où l'on s'efforçait, par des médications plus ou moins caustiques, à produire une réaction curative. D'autant plus, que connaissant la pénétration des Rayons X dans les tissus, on devait espérer produire une action plus profonde qu'avec les autres médicaments. C'était dans la cure des maladies de la peau qu'on devait tenter d'abord l'utilisation des Rayons X, et cela se conçoit, puisque, de leurs propriétés physiologiques, on ne connaissait encore que celle exercée sur les téguments.

Schiff et Freund furent les premiers dans leur clinique de Vienne à utiliser l'action des Rayons X comme agent thérapeutique. Ils débutèrent par des teignes où ils obtinrent des résultats très encourageants, en produisant l'épilation. Ils traitent ensuite diverses dermatoses ; les unes sont guéries ou améliorées tandis que d'autres restent rebelles à ce nouveau mode de traitement. Leurs communications attirèrent l'attention de tous les dermatologistes et ils furent aussitôt imités en Allemagne.

Citons parmi les dermatologistes qui les premiers firent de la radiothérapie les noms de Unna, Kienbœch, Kümmel, Scholtz, etc. C'est donc l'école allemande et viennoise qui a fondé cette nouvelle science.

Les résultats obtenus par ces premiers expérimentateurs furent très variables et contradictoires. Les uns avaient vu rétrocéder certaines lésions sous l'influence des rayons de Rœntgen, alors que d'autres déclaraient n'avoir rien obtenu dans le traitement de la même affection. Il ne faut pas s'en étonner si l'on songe combien étaient différentes les conditions dans lesquelles se plaçaient les premiers radiothérapeutes.

Nous sommes dans cette période que M. Belot a appelée la période empirique de la radiothérapie. « Le caractère propre de cette période écrit, M. Belot dans son traité de la Radiothérapie, est l'empirisme absolu. On ignore totalement l'agent actif ; les uns veulent que ce soient les décharges électriques (Schiff, Freund, Oudin) : ils emploient des ampoules dures ; les autres attribuent les effets aux radiations elles-mêmes.

Les différents états des ampoules sont à peine connus ; on travaille avec le même appareil jusqu'à ce qu'il se brise, et on est étonné d'avoir des résultats différents, suivant que les malades ont été traités au début de son emploi ou vers la fin de son fonctionnement.

Un tube qui ne donnait pas d'accident produit un beau jour une terrible radiodermite dont l'apparition se fait trop tard pour qu'on puisse chercher à se rendre compte de sa cause. Une ampoule n'avait jusque-là donné aucun accident ; elle se crève ; la nouvelle ampoule signale son apparition par une radiodermite grave. Quant aux indications TECHNIQUES, elles se résument au type de la bobine, à l'intensité et à la tension du courant primaire. Les temps de pose varient d'une façon incroyable ; les uns parlent de minutes, les autres n'obtiennent aucun résultat appréciable avec des expositions d'une heure. Des expérimentateurs placent le tube très près de la surface à traiter, d'autres l'éloignent considérablement.

On applique les rayons X en aveugle, on ne sait ce que l'on fait, parce qu'on ne connaît pas l'agent actif, parce qu'on ne sait pas sur quoi il agit ni comment il agit. On redoute la radiodermite sans qu'elle se produise, et elle survient alors qu'on croyait l'éviter. C'est l'époque des graves accidents dus aux rayons X. L'empirisme règne en maître ; les mesures n'existent pas, la radiothérapie n'est pas une science ».

Elle ne pouvait tarder à entrer dans cette voie, car elle passionnait des esprits éminents et résolus à éclaircir tous les points obscurs.

En 1899 Kienbœck reconnut qu'une ampoule émettait des rayons de pénétration différente suivant son état de vide. Les ampoules molles donnaient naissance à des rayons peu pénétrants, les ampoules dures à des rayons très pénétrants et les ampoules demi-molles à des rayons intermédiaires. Peu de temps après, en 1900, il annonçait que les ampoules molles sont actives, que les ampoules dures le sont très peu. Il importait donc d'avoir des tubes réglables que l'on put durcir ou mollir à volonté pour avoir des rayons de qualité différente : c'est ce que s'efforcèrent aussitôt de faire des constructeurs allemands, mais il était réservé à un savant français, M. Villard, de résoudre le mieux ce dernier problème en inventant l'osmo-régulateur.

On pouvait donc désormais apprécier les qualités des rayons qu'on employait par le degré de vide de l'ampoule : on put bientôt le faire d'une façon plus pratique et plus précise par le radiochromomètre de Benoist. Mais un grand point de technique restait à découvrir. [On savait qu'une ampoule émettait des rayons mous ou durs en plus ou moins grande quantité, suivant la puissance du courant que lui fournissait la bobine. On le savait pratiquement : une grosse bobine illuminait fortement l'ampoule et cette dernière impressionnait plus rapidement la plaque photographique. Mais était-il possible de mesurer les quantités de rayons produites par une ampoule ?

Le docteur Guido Holzknecht de Vienne étudia la question. Il s'appuya sur des recherches faites antérieurement par Goldstein, qui avait montré que les rayons cathodiques ont la propriété de faire virer certains sels métalliques. Le chlorure de sodium devient jaune, le bromure de sodium prend une couleur bleuâtre ; la chaleur et la lumière leur font reprendre leur teinte primitive. Holzknecht constata que les rayons X avaient la même propriété, et que la réaction de virage était proportionnelle aux quantités de rayons reçus par ces sels. C'est sur ce principe qu'était basé l'appareil qu'il présenta en septembre 1902 au IIe Congrès d'Electrologie et de Radiologie de Berne. La technique de la radiothérapie venait de faire un pas gigantesque ; on possédait enfin un appareil capable de mesurer les doses de rayons X qu'on ferait absorber aux malades.

A partir de ce moment, la radiothérapie prend une extension considérable dans beaucoup de pays et notamment en Amérique, en Angleterre, en France, en Suède, en Suisse, etc. L'affection qui semble le mieux bénéficier du nouveau traitement est l'épithélioma. Villiams avait le premier publié des guérisons surprenantes, bientôt confirmées par les observations de Grubbe et par celles qu'apporta M. Sthelwagon au XXVIIe Congrès de l'Association dermatologique américaine. De son côté M. Bowen publie en 1903 une statistique de cinquante-cinq épithéliomas traités au Massachusetts Général Hospital de Boston. Vingt-neuf avaient guéri et neuf encore en traitement étaient améliorés.

En France, c'est aussi dans le traitement des néoplasmes, que la radiothérapie fit ses débuts. Cinq cas de guérison furent présentés à la Société de dermatologie de Paris, le 5 novembre 1903, par MM. Brocq, Langlet, Bisserié et Belot.

L'utilisation des rayons X en France, comme agent thérapeutique, est donc de date relativement récente. « A ce retard d'évolution scientifique dit M. Belot, on peut trouver différentes causes. D'abord, les connaissances techniques d'un agent nouveau, découvert à Vienne, devaient être plus parfaites chez les spécialistes qui avaient la faculté de profiter des expériences de Rœntgen lui-même.

« En plus, cette méthode touchait à la physique et aux sciences pures ; peut-être la majorité de nos praticiens sont ils sur ce point moins bien renseignés que leurs collègues d'étranger ?

« Enfin, dit M. Oudin, ce retard tient probablement, en grande partie, à la jurisprudence spéciale existant chez nous, qui assimile le médecin à un industriel, les accidents que peut causer son intervention à des accidents du travail, et qui a frappé rudement des opérateurs ayant eu à regretter des radiodermites, plus fréquentes à l'étranger que chez nous, et qu'il était presque impossible d'éviter, il y a quelques mois encore (1901) alors qu'on ignorait complètement les causes vraies de ces accidents ».

Depuis cette époque la radiothérapie a été étudiée en France par des médecins éminents, à la tête desquels, il faut placer le docteur Béclère, qui, par les nombreux élèves qu'il a formés, a été chez nous le vulgarisateur à la fois de la radiographie et de la radiothérapie. De plus, la technique de cette dernière, a subi en France, des améliorations importantes et nous aurons à décrire, au cours de ce travail, de précieux instruments de mesure que l'on doit à des savants Français.

CHAPITRE PREMIER

Les appareils en Radiothérapie.

Une ampoule génératrice de Rayons X exige pour son fonctionnement un courant de très haut voltage, cinquante mille volts environ et de très faible intensité, quelques milliampères seulement. Un tel courant peut lui être fourni, soit directement par une machine statique, soit indirectement par une forte bobine d'induction. On a tenté aussi, depuis quelques années, d'utiliser des transformateurs à circuit magnétique fermé, fonctionnant directement sur courant alternatif.

La machine statique est peu employée en France pour l'alimentation des tubes de Crookes, et c'est avec raison. Celles qu'on utilise à cet effet portent en général 8, 10 ou 12 plateaux. Elles sont donc encombrantes, coûteuses et d'un entretien difficile. Malgré cet entretien soigné, on n'est jamais assuré de leur bon fonctionnement. Quel est le médecin faisant simplement de la franklinisation qui n'a pas eu l'ennui de ne pouvoir faire amorcer sa machine statique, le plus souvent par défaut de chauffage et d'assèchement de l'atmosphère de la pièce où elle fonctionne ou de la cage elle-même de cette machine si elle en est pourvue.

Combien de fois aussi, n'est-on pas arrêté dans le cours d'une séance, par la rupture ou le décrochage d'une courroie. On vient, il est vrai, de construire une machine statique sans courroies de traction, avec des plateaux fixes et des plateaux mobiles ; ces derniers tournant tous dans le même sens sont entraînés par l'arbre qui les supporte, ce dernier n'étant lui-même que la prolongation de celui du moteur.

C'est une reconstitution de la machine Tœpler ; elle est construite par la maison Lefrançois. Le sens unique de rotation, avec commande directe, donne un rendement mécanique meilleur. D'autre part, la suppression des courroies, renvois, colonnes et paliers multiples entraînant un rendement mécanique meilleur et un isolement électrique plus efficace, le débit de cette machine est supérieur à égalité de nombre et de surface de plateaux, aux Wimshurt ordinaires. Une machine de ce genre de 12 plateaux permet de faire passer 1 mA dans un tube de dureté moyenne, ce qui exigerait une Wimshurt de 20 plateaux.

Le débit n'en reste pas moins faible et c'est le principal défaut de toute machine statique en radiothérapie. [Il est impossible avec elles de faire de fortes doses sous peine de prolonger les séances pendant un temps vraiment trop long. A moins d'employer des machines de 30 et 40 plateaux comme le font certains de nos confrères d'Amérique ?

Les partisans des machines statiques ont prétendu qu'avec elles la marche des tubes était beaucoup plus régulière, sans oscillations, puisque le courant qu'elles fournissent est toujours de même sens, et que la durée des tubes était bien plus grande. On cite parfois comme exemple le cas d'un tube Chabaud fonctionnant à la Salpêtrière sur machine statique, et avec lequel on aurait fait près de quatre mille radiographies. Les tubes fonctionnant sur bobine durent certainement moins longtemps, mais n'est-ce pas surtout, parce qu'on fait débiter à ces tubes des intensités plus grandes et que d'autre part, on omet quelquefois la précaution de les monter sur une soupape ? Ce qui limite le plus la durée d'un tube, ce sont les grandes intensités ; avec une machine statique on ne saurait en faire passer de trop grandes.

En résumé la machine statique n'offre aucun avantage sérieux sur la bobine ; elle lui est inférieure par tant de points qu'elle nous semble devoir être entièrement rejetée en radiothérapie.

La bobine est encore plus recommandable depuis la modification apportée à sa construction par M. Rochefort. La nouvelle bobine à laquelle M. Rochefort a donné le nom de transformateur, se compose d'une bobine primaire verticale entourée d'une bobine induite n'occupant qu'une faible hauteur de la précédente. Cette disposition jointe à la nature pâteuse de l'isolant qui imprègne l'induit donne à l'appareil un rendement élevé. Tout récemment M. Rochefort a cédé ses brevets à la maison Gaiffe, qui a pu améliorer encore ces transformateurs. Elle a créé deux types principaux de transformateurs, désignés d'après leur grandeur par les numéros 1 et 2. Il est en effet impossible de les désigner par leur longueur d'étincelle, car celle-ci ne donne aucune idée de leur puissance. Si on les compare aux anciennes bobines on obtient les résultats suivants. Pour le type n° 1 l'intensité qu'il peut faire passer dans un tube est bien supérieure à celle obtenue avec l'ancienne bobine de 50 cent. dont le prix était le double du transformateur n° 1 qui a encore l'avantage d'être bien moins encombrant. Avec cet appareil muni d'un interrupteur intensif à gaz, l'intensité dans un tube de 6 cent. d'étincelle peut être portée à 15 m. A ; avec le transformateur n° 2 elle peut atteindre le double soit 30 m. A. Hâtons-nous de dire que ces intensités ne sont pas utilisables en radiographie ; elles ne sont utiles qu'en radiothérapie rapide. Ces transformateurs n'en sont pas moins précieux pour la radiothérapie où, à leur régime normal, ils fournissent admirablement les intensités dont on a besoin.

Les transformateurs Rochefort, Gaiffe, doivent aussi une partie de leurs avantages aux merveilleux interrupteurs que leur adjoint leur constructeur, nous voulons parler de l'interrupteur autonome. Il est du type dit à turbine et il est reconnu aujourd'hui que ce sont les meilleurs. Celui-ci présente des dispositions particulières qui en font à notre avis le modèle du genre. Le diélectrique est le gaz d'éclairage, bien supérieur à l'alcool : il donne une rupture franche et rapide, condition indispensable à l'obtention de fortes tensions au secondaire de la bobine. Le gaz a aussi le précieux avantage de ne pas salir le mercure et supprime son nettoyage, si on a la précaution de ne pas mettre un excès d'huile au moteur.

Les buses isolantes sont incombustibles ; elles permettent l'emploi de fortes intensités avec un rendement excellent parce qu'elles empêchent l'amorçage d'arcs intérieurs.

Toutes les parties sont parfaitement isolées ; tout court-circuit intérieur est impossible. Le moteur directement calé sur l'arbre est d'une grande simplicité ; il ne comporte ni collecteur, ni balai et ne nécessite par conséquent aucun entretien. Enfin, et c'est là le principal avantage de ce merveilleux appareil, il existe deux modèles, un fonctionnant sur courant continu, l'autre sur courant alternatif. Et ce dernier ne le cède en rien au premier, contrairement à tous les interrupteurs sur courant alternatif qui existaient auparavant et qui tous étaient défectueux. Nous avons l'occasion depuis plus d'un an, d'employer cet interrupteur presque tous les jours ; son fonctionnement a toujours été parfait. L'interrupteur à courant alternatif système Blondel-Gaiffe possède même sur son similaire à courant continu un avantage qu'on n'a pas, il nous semble, mis suffisamment en relief : le moteur qui l'entraîne est un moteur synchrone, il est donc d'une régularité à peu près parfaite. Or, nous verrons, à propos des mesures quantitatives des Rayons X l'importance de la régularité de l'interrupteur ; il importe en effet de pouvoir se placer dans des conditions identiques. Enfin, dernier avantage, l'interrupteur à courant alternatif que nous décrivons peut fonctionner en utilisant les deux alternances ; on emploie alors un transformateur n° 2, ayant au primaire deux enroulements en sens inverse.

Le tube est l'organe essentiel en radiothérapie et nous en parlerons un peu plus longuement que des autres appareils. Nous ne pouvons cependant faire ici la description beaucoup trop longue de tous les modèles de tubes.

On peut d'ailleurs les ramener à deux types : les tubes simples, non régénérables, et les tubes régénérables encore appelés tubes réglables. Les tubes simples non régénérables sont peu employés aujourd'hui et cela se conçoit, car aucun dispositif ne permet de faire dégager dans l'intérieur de ces ampoules une certaine quantité de gaz, et il arrive un moment où ces tubes devenant durs, on ne peut plus les ramollir. Parfois cependant, il est possible, en chauffant ces ampoules, de s'en servir pendant un temps relativement long. Nous avons eu l'occasion d'employer plusieurs de ces tubes et l'un d'eux a pu nous servir pour près de deux cents applications. Généralement ceux qui employent ces sortes de tubes ne les chauffent pas suffisamment, dans la crainte de les briser ; pour chauffer ces ampoules, la lampe à alcool ne suffit pas, il faut le chalumeau qui permet d'appliquer la flamme sur toutes les surfaces du tube, sans le retirer de la pince, d'autant plus qu'il est parfois utile de le chauffer en marche et dans ce cas le chalumeau est beaucoup plus commode. L'emploi d'un localisateur n'est donc guère possible avec une ampoule non régénérable et il faut avoir recours à d'autres procédés pour se protéger soi-même et protéger le malade.

Dans les tubes réglables, on peut à volonté, à l'aide d'un dispositif particulier, dégager ou absorber des gaz, les mollir ou les durcir. En réalité, le meilleur procédé d'absorber les gaz à l'intérieur d'un tube, pour le rendre plus dur, est de le faire fonctionner à une intensité modérée. Certains tubes possèdent cependant un absorbant physique, une spirale de platine par exemple qui portée au rouge par un courant dérivé, absorbe les gaz contenus dans l'ampoule. Dans le modèle Chabaud on entoure le tube en platine de l'osmo-régulateur d'un deuxième tube en platine que l'on porte au rouge. Pour être efficace cette opération doit être longue, elle nécessite quelquefois plus d'une demi-heure ;

il est même des cas où le tube trop ramolli ne peut plus être durci par ce procédé et doit être renvoyé en fabrique.

- Le simple fonctionnement d'un tube suffisant à le faire durcir, il importe donc uniquement de pouvoir faire baisser ce degré de vide lorsqu'il devient trop grand, en faisant dégager dans son intérieur une certaine quantité de gaz. Ces gaz peuvent être continus dans l'ampoule elle-même, incorporés à une substance telle que le palladium ou le mica et seront libérés par le chauffage de cette substance ou par le passage d'une étincelle dérivée. Cette substance désignée sous le nom de régénérateur du tube peut aussi être constituée par des corps jouissant de la propriété de se décomposer en ses éléments gazeux, sous l'influence de la chaleur ou du passage de l'étincelle, tels le carbonate de potasse, l'hydrure de calcium ou de baryum, etc.Toutes les nombreuses marques de tubes construits en Allemagne, les Muller, les Monopol, les Max Becker, pour ne citer que les plus connues, sont basées sur ce principe. En France, le tube de Guilloz construit par Drisler a un régulateur formé d'hydrure de calcium.

Il importe de savoir que ces tubes ne sont pas indéfiniment régénérables. Il en est même dont le régénérateur est vite épuisé ; on a alors recours au chauffage de toute la surface du tube, comme nous l'avons décrit plus haut.

Le seule tube indéfiniment régénérable est le tube Chabaud, grâce à son osmo-régulateur. Ici la réserve gazeuse n'est plus à l'intérieur du tube ; les gaz qui y pénètrent sont pris dans l'atmosphère extérieure et il est toujours possible, en chauffant le tube de platine qui constitue l'osmo-régulateur de ramollir l'ampoule autant qu'il est nécessaire. Ce tube est véritablement parfait à ce point de vue, et c'est un grand honneur, pour M. Villard et la Science Française d'avoir découvert ce que tant d'autres savants, ingénieurs et constructeurs étrangers avaient cherché en vain à réaliser.

Malheureusement le tube Chabaud est d'une délicatesse extrême. Le modèle ordinaire supporte très mal les intensités un peu élevées ; il ne faut guère dépasser 1 mA sous peine de mettre rapidement le tube hors d'usage. Il est vrai que cette intensité est suffisante dans la plupart des cas en radiothérapie. Le maniement du tube Chabaud demande une expérience assez grande de la part de celui qui l'emploie. Ceux qui ne la possèdent pas, ne sauraient trop se pénétrer des sages conseils que leur donne M. Gallot dans un article qu'il a publié dans les Archives d'Electricité (janvier 1908) sur « les précautions à prendre dans la manipulation des ampoules de Rœntgen ». Nous voudrions pouvoir rapporter ici in extenso ce remarquable article, mais cela nous obligerait, en ce qui concerne les tubes, à trop de redites. Contentons-nous de lui emprunter ce qui a trait à la soupape et au localisateur, qui sont en quelque sorte les annexes d'un tube et dont nous n'avons pas encore parlé.

Et d'abord la soupape. «Nous poserons en principe absolu écrit M. Gallot qu'un tube marchant sur bobine ou transformateur à courant alternatif ne doit pas fonctionner sans soupape de Villard : la présence de cette soupape pouvant seule empêcher les courants de sens inverse de traverser ce tube et de le mettre hors d'usage. Sur bobine une seule soupape en tension avec le tube sera utile ; sur transformateur à courant alternatif (meuble Gaiffe), il en faudra deux en parallèle avec le tube... Pas plus que nous n'avons fait la théorie du fonctionnement de l'ampoule, nous ne ferons celle de la soupape.

Nous nous contenterons de dire que, lorsqu'on attache le pôle positif d'une bobine à un des pôles d'un spintermètre et au petit miroir de platine de la soupape et le négatif au tire-bouchon d'aluminium et à l'autre pôle du spintermètre, le courant passe dans cette soupape qui dans ce sens ne lui offre aucune résistance. Si on renverse la polarité de la bobine, suivant le degré de vide de la soupape, on peut obtenir outre l'illumination de cette dernière, une étincelle équivalente pouvant varier de 4 à 7 centimètres, mesure faite par rapprochement des pointes.

« La tension du courant en sens inverse dû au fonctionnement même de l'interrupteur de toute bobine d'induction correspondant à une étincelle de moins de 5 centimètres, ce courant inverse ne pourra jamais passer dans un tube radiogène, lorsqu'en série avec ce dernier on aura en circuit une soupape de Villard. Pour vérifier sa soupape, il faut la brancher comme il est dit plus haut. Lorsqu'elle est dans le bon sens du passage du courant, le spintermètre ne devra indiquer qu'une étincelle équivalente de 1 à 2 millimètres ; une plus grande longueur caractérise une soupape trop dure. Renversant le courant, si on obtient au moins 4 centimètres d'étincelle équivalente, la soupape a un degré de dureté presque suffisant, il est bon de la durcir jusqu'à ce qu'elle donne 5 à 7 centimètres d'étincelle équivalente... dans la pratique courante, tous ces essais n'ont besoin d'être faits que de temps en temps : l'examen de la coloration des soupapes au moment d'un premier essai permet de se rendre compte ultérieurement, par les modifications de cet éclairage, de la nécessité de la vérification de l'étincelle équivalente... »

Au sujet des localisateurs, M. Gallot se plaçant au point de vue de l'influence qu'ils exercent sur la marche d un tube, reconnaît, quoique constructeur, qu'ils ont tous « une influence plutôt fâcheuse sur la marche des tubes. Cette influence est d'autant plus grande, nous dit-il, qu'il comporte plus de parties métalliques et que sa dimension est plus restreinte.

« On ne remédie pas entièrement à son action sur le bon fonctionnement du tube, même en évitant le métal dans sa construction, ni en le faisant de dimensions un peu plus grandes...

« Pour un quelconque de ces localisateurs, voici la description du phénomène qu'on peut observer lorsqu'on atteint la longueur d'étincelle équivalente critique. A ce moment le tube s'éteint, des effluves bruissent à ses extrémités, voir même tout le long des conducteurs, l'étincelle part d'une façon constante au spintermètre, même en écartant les pointes au maximum, cela jusqu'à ce qu'on « raccroche » son tube.

« On y arrive par les moyens les plus inexplicables : l'approche d'une flamme de gaz ou de la main dans une région bien déterminée du tube rétablit le fonctionnement...

« On aurait peut-être été amené à tort à considérer ce tube comme dur, étant donné qu'il ne s'allumait pas avec une étincelle équivalente de longueur considérable, et par suite agir sur le régulateur de vide pour le mollir. Le résultat serait pitoyable, car dès que le courant passerait à nouveau on constaterait que l'étincelle équivalente n'a plus que 1 à 2 centimètres de longueur, ce qui n'empêcherait pas qu'une extinction nouvelle se produise quelques instants après ».

M. Gallot déclare cependant que les localisateurs sont nécessaires, et nous ne pouvons lui donner tort : sans eux il est presque impossible au radiothérapeute de se protéger d'une façon efficace contre l'action des rayons X et d'autre part il est souvent difficile de protéger, sur le malade lui-même, les régions voisines de celles qu'on doit irradier, surtout lorsqu'on applique de fortes doses.

Nous avons vu une légère radiodermite au niveau du mamelon droit sur une femme traitée pour un épithélioma du nez et dont la poitrine avait été protégée jusqu'à ce niveau par une plaque de plomb. Après des ennuis semblables, on devient partisan du localisateur.

CHAPITRE II

De la mesure du degré de pénétration des Rayons X.

Une ampoule de Crookes émet des rayons de qualité différente suivant son degré de vide. Un tube mou donne des rayons de faible pénétration, un tube dur donne au contraire des rayons pénétrants. Il est donc possible, connaissant le degré de vide d'une ampoule, d'être renseigné sur le degré de pénétration des rayons qu'elle engendre; c'est un procédé en quelque sorte indirect. On sera mieux renseigné encore, si on intercale sur le trajet des rayons émis par ce tube des corps d'épaisseur variable, et en recherchant ceux qui sont traversés et ceux qui ne le sont pas; c'est un procédé que nous pouvons appeler direct.

Tous les appareils connus aujourd'hui pour mesurer le degré de pénétration des rayons X utilisent l'un ou l'autre de ces deux procédés. C'est ce qui n'a pas été vu, croyons-nous, par les auteurs qui ont décrit ces appareils, et qui n'ont pu mettre aucun plan dans leur description.

Notre division nous paraissant logique et fondée, nous décrirons d'abord le procédé indirect dans lequel nous rangerons : le spintermètre, le milliampéremètre, et le voltmètre électrostatique de Bergonié.

Dans le procédé direct, nous décrirons : le radiochromètre

de Benoist, le skiamètre de Seifert, le chromomètre de Bordier, l'échelle de dureté de Walter, et le radiosclléromètre de Villard.

LE SPINTERMÈTRE

Il est trop connu et trop simple pour nous attarder à la décrire : deux boules supportées par deux tiges de verre qui les isolent et reliées d'une part aux bornes de la bobine et à celles du tube. Une tige métallique mobile permet de les réunir et de faire jaillir l'étincelle entre les deux conducteurs ; elle éclatera avant qu'ils ne se touchent, lorsque le courant aura en quelque sorte plus de facilité à passer d'une pointe à l'autre à travers la couche d'air qui les sépare que dans le tube lui-même. Plus le tube sera dur, plus grande sera la distance à laquelle éclatera l'étincelle.

Le spintermètre mesure la résistance du tube au courant qui le traverse et cette résistance est fonction de son état de vide : il nous indique donc du même coup le degré de pénétration des rayons produits par le tube.

Mais ce qu'il importe de savoir, c'est que les indications fournies par le spintermètre n'ont de valeur qu'autant que l'on se place dans les mêmes conditions. Supposons, et nous avons pu le voir réalisé par la pratique, deux installations réunies dans une même pièce. Tout est différent dans ces installations, les bobines, les interrupteurs, les tubes. Nous recherchons pour une intensité égale au primaire dans les deux installations, quelle est l'étincelle équivalente des deux tubes. Nous les trouvons égales. Pouvons-nous en conclure que ces deux tubes émettent des rayons de pénétration identique ? Ce serait le plus grand des hasards : il est fort probable qu'il existera une différence de plusieurs degrés.

Le Milliampéremètre.

La plupart des auteurs décrivent cet appareil dans le chapitre des mesures quantitatives et non qualitatives des rayons X ! Ils en font un quantitomètre. S'il est vrai que dans la majorité des cas, la quantité de rayons fournie par une ampoule est en rapport avec l'intensité qui la traverse, il n'en est pas toujours ainsi, dans le cas par exemple d'un tube excessivement mou. En réalité, le milliampéremètre comme le spintermètre mesure la résistance du tube ; ici comme dans tout circuit la résistance est en raison inverse de l'intensité ; cette dernière augmente quand la première faiblit et inversement. Si dans un tube en fonctionnement, que nous voulons maintenir au même degré de vide, nous voyons l'aiguille du milliampéremètre baisser, nous pouvons en conclure que la résistance a augmenté dans ce tube, qu'il a durci, et nous devons chauffer l'osmo-régulateur.

Voltmètre électrostatique de Bergonié.

M. Bergonié utilise dans son service un voltmètre électrostatique pour courant alternatif du type Hartmann et Braun et qu'il place en dérivation sur l'anode et la cathode de l'ampoule. Cet appareil se compose essentiellement de deux plaques fixes reliées aux deux bornes du tube et entre lesquelles se trouve suspendue une troisième plaque mobile ;

cette dernière attirée par une des plaques fixes, repoussée par l'autre, prend une position intermédiaire, et ses mouvements sont transmis par un système amplificateur d'une aiguille se mouvant sur un cadran gradué de 0 à 40.000 volts. Le chiffre marqué par l'aiguille donne le voltage aux bornes de l'ampoule. Or, le degré radiochromométrique des rayons émis par un tube, croît avec le voltage aux bornes de ce tube et cela se conçoit, puisque ce voltage est lui-même en rapport avec la résistance du tube ou son degré de vide. Une table indique quel est le degré radiochromométrique correspondant au nombre de volts lus à l'appareil. M. Bergonié a même fait construire un voltmètre électrostatique gradué en degrés radiochromométriques.

L'usage de cet appareil ne s'est pas encore répandu car il est loin d'avoir la simplicité du spintermètre et il en a sans doute les mêmes inconvénients. C'est toujours vouloir juger de la qualité des rayons par les mesures du courant qui alimente un tube, contrairement aux autres procédés qui s'adressent à ces rayons eux-mêmes, dont ils apprécient la pénétration à travers des corps d'opacité différente. Ces procédés nous paraissent infiniment préférables, parce qu'ils sont plus précis. Nous allons les passer en revue.

Radiochromomètre de Benoist

Cet appareil est basé sur l'inégalité de transparence de deux corps, l'argent et l'aluminium, lorsqu'on fait varier la qualité des rayons qui les traversent. Plaçons à côté l'une de l'autre une feuille d'argent et une feuille d'aluminium ayant comme épaisseur la première quelques dixièmes de millimètre et la seconde 5 à 6 millimètres.

Examinons leur transparence à des rayons mous, moyens et durs. La transparence de la feuille d'argent reste à peu près constante, tandis que celle d'aluminium varie considérablement ; elle était presque opaque aux rayons mous, mais elle devient de plus en plus transparente à mesure que les rayons sont plus durs.

Le radiochromomètre de Benoist se compose essentiellement d'un petit disque en argent entouré de 12 secteurs en alumininium dont l'épaisseur va en croissant de 1 à 12 millimètres.

La transparence du disque central restant constante pour toutes les qualités de rayons, on recherchera quel est le disque en aluminium dont la transparence, la teinte, s'en rapproche le plus, et le numéro d'ordre de ce disque indiquera le degré radiochromométrique des rayons examinés.

La radiochromométrie s'applique contre un écran radioscopique ; pour plus de commodité, et pour protéger l'opérateur il a été enfermé dans une lunette.

Chromomètre de Bordier et Maury.

C'est une modification du précédent. Il ne se compose que de six cylindres dont la hauteur est de 3, 4, 5, 6, 7 et 8 millimètres. La lame d'argent, a, comme dans l'appareil de M. Benoist, 0 mm. 11 d'épaisseur.

Le nombre plus restreint de cylindres et leur écartement, permet de mieux juger quel est le disque dont l'ombre se rapporte le plus à celle de l'argent.

Dans l'appareil de M. Belot les disques sont formés par une réglette en aluminium taillée en 12 escaliers, dont les épaisseurs vont de 1 à 12 millimètres. Cette réglette se déplace devant une fenêtre portant une lame en argent de 0 mm. 11 d'épaisseur et recouverte d'un écran au platino-cyanure de baryum. Il n'est possible de faire passer que deux escaliers à la fois devant cette fenêtre ; on peut ainsi mieux se rendre compte quelle est l'épaisseur d'aluminium de transparence égale à la lame d'argent. L'appareil est placé dans une chambre noire portative permettant d'opérer en plein jour. Un verre en plomb et des pièces métalliques protègent le radiologue.

L'échelle de Walter n'est autre chose que le radio-chromomètre de Benoist, dans lequel le disque d'argent central est remplacé par un disque en platine ; modification malheureuse, car le platine n'a pas une transparence aussi égale que l'argent pour les diverses qualités de rayons X.

Le skiamètre de Seifert est formé de plaquettes d'étain d'épaisseur croissante (progression arithmétique). Il est souvent difficile d'apprécier le nombre de plaques d'étain traversées et cet appareil est, à n'en pas douter, très inférieur au radiochromomètre de Benoist et à ses similaires.

Radioscléromètre de Villard.

M. Villard, qui a déjà rendu tant de services aux radiologues, a voulu dernièrement leur épargner l'ennui d'appliquer constamment des lunettes sur les tubes pour se rendre compte du degré radiochromométrique des rayons.

Il a imaginé un appareil donnant constamment ce degré par lecture directe. (Archives d'Electricité médicale, mars 1908).

Voici ce que nous dit de l'appareil, l'inventeur lui-même.

« En principe, il est constitué par un condensateur double à armature centrale qui sert de filtre aux rayons X, communique avec l'aiguille d'un électromètre dont les quadrants communiquent avec les deux armatures d'un condensateur et avec une source à potentiel fixe. Si on envoie normalement dans le condensateur, du côté de la première armature, un faisceau de rayons X, l'aiguille prendra une position d'équilibre exactement déterminée par le rapport des intensités d'ionisation produite de chaque côté de l'armature centrale, autrement dit par le rapport de la quantité de rayons admise. Ce rapport ne dépend que du degré de pénétration du rayonnement étudié. Pour mettre l'appareil en fonctionnement, il suffit de relier la fiche qu'il porte à un secteur continu à 110 volts, d'orienter la boîte sclérométrique normalement à la direction moyenne des rayons et de se placer à une distance de 30 à 50 centimètres : l'aiguille se met en marche pour s'arrêter au degré de l'ampoule. La lecture ainsi faite est tout à fait indépendante de la nature de l'appareil actionnant le tube de Crookes (bobines avec interrupteur, transformateur à haut voltage, machine statique).

Cet appareil n'a pas subi l'épreuve de l'expérimentation pratique et n'a pu être jugé ; il est à craindre que son prix très élevé ne s'y oppose et qu'il ne reste toujours un appareil de laboratoire.

CHAPITRE III

Mesures de la quantité de Rayons X.

Il existe actuellement une dizaine de méthodes permettant d'apprécier ces quantités. Nous les diviserons, d'après l'action exercée par les rayons X sur les substances servant de réactifs, en méthodes colorimétriques, chimiques et photographiques. Nous décrirons en dernier lieu les méthodes électriques qu'on ne peut faire rentrer dans aucun des cadres précédents.

MÉTHODES COLORIMÉTRIQUES.

Elles sont basées sur les changements de coloration ou les modifications de fluorescence de certains sels et en particulier du platino-cyanure de baryum.

Dans cette classe des méthodes colorimétriques, nous décrirons successivement : le chromoradiomètre d'Holzknecht, le radiomètre de Sabouraud et Noiré, le chromoradiomètre de Bordier, les méthodes de Guilleminot et de Courtade.

CHROMORADIOMÈTRE D'HOLZKNECHT

Voici la description claire et précise qu'en donna M. le docteur Béclère à la Société de dermatologie et de syphiligraphie, le 6 novembre 1902. M. Béclère venait d'en étudier le fonctionnement à Vienne même, où il était utilisé depuis quelques mois seulement par son inventeur.

« Le chromoradiomètre d'Holzknecht que je vous présente, se compose de deux parties : 1° une série de réactifs isolés ; 2° une échelle graduée qui sert d'étalon.

« Chaque réactif consiste en sels colorables par les rayons de Rœntgen, incorporés dans une substance transparente et contenus dans un petit godet. C'est ce godet qu'on place, au cours des opérations radiothérapiques, sur la peau du patient, tout au voisinage de la région à traiter, de manière à ce qu'il reçoive et absorbe la même quantité de rayons que celle-ci. Aussi, pour chaque nouveau cas à traiter, on fait usage d'un nouveau réactif ; le carton sur lequel est fixé le godet de sels colorables est destiné à recevoir les notes concernant le malade.

« L'échelle graduée est formée de douze godets du même genre, enfermés dans une boîte, qui les préserve de la lumière, et ils présentent une coloration bleu verdâtre dont l'intensité s'accentue graduellement d'un bout à l'autre de la série. A chaque degré de l'échelle se trouve un chiffre qui indique la quantité de rayons absorbée, d'après une unité que l'inventeur a choisie, et que, sans la définir, il désigne par la lettre H.

« L'échelle s'étend de 3 h. à 24 h.

« La règle générale pour l'emploi de cet instrument est de placer, dans chaque cas, un réactif tout au voisinage de la région à traiter et d'interrompre de temps en temps l'irradiation, dans le but de comparer la coloration du réactif à l'échelle qui sert d'étalon, jusqu'à ce qu'il ait atteint précisément le degré de coloration désiré. Il n'est d'ailleurs pas nécessaire de l'obtenir en une seule séance ; mais, en attendant une séance nouvelle, il faut conserver dans l'obscurité le réactif qui vient d'être employé. On doit savoir que, si la première et la dernière séances sont éloignées de plus de cinq jours, il convient d'atteindre une coloration un peu plus intense, parce que dans l'intervalle la peau a eu le temps de se remettre en partie des impressions encore invisibles qu'elle a reçues des rayons de Rœntgen ».

Par mesure d'économie, car l'appareil est fort cher et il est d'ailleurs très difficile de se le procurer, (Holzknecht n'ayant jamais voulu faire connaître la composition exacte de ses pastilles) on a voulu faire resservir les godets déjà impressionnés. Exposés à la lumière ils reprennent en effet leur teinte primitive, mais en réalité ce dévirage est incomplet et la quantité de rayons nécessaires pour faire reprendre au godet déjà utilisé une coloration déterminée, est plus faible que s'il s'agissait d'un godet vierge.

On a fait à l'appareil d'Holzknecht de nombreuses critiques, ceux-là surtout qui ont imaginé d'autres méthodes. Le reproche le plus fondé qu'on lui ait adressé, consiste dans l'appréciation difficile des teintes, pouvant entraîner des erreurs de plusieurs H ; il oblige aussi à interrompre fréquemment les séances pour juger de la teinte du godet. On a dit aussi que la substance du réactif s'altérait, mais on ne l'a pas démontré.

Malheureusement toutes ces critiques peuvent être faites aux autres méthodes colorimétriques qu'il nous reste à étudier, et elles sont pour certaines du moins, beaucoup plus fondées. En somme l'appareil d'Holzknecht quoique le premier en date, semble rester encore un des plus parfaits, et il faut regretter que des difficultés d'ordre matériel nous empêchent de l'utiliser.

Radiomètre de Sabouraud et Noiré.

C'est le procédé le plus employé en France, aussi le décrirons-nous dans tous ses détails. Il est basé sur la propriété découverte par Villard, qu'ont les Rayons X de faire passer le platino-cyanure de baryum de sa couleur normale vert clair à la teinte marron, en même temps que diminue sa fluorescence.

Le réactif est ici, on ne peut plus simple : de simples pastilles de papier recouvertes de platino-cyanure de baryum. Ces pastilles sont contenues dans un petit carnet et à côté d'elles une teinte marron obtenue par l'aquarelle correspondant à la teinte que prendront les pastilles ayant absorbé la dose de 5 H. C'est la dose qu'on ne peut dépasser sans obtenir le premier degré de radiodermite : l'érythème. Mais pour obtenir cette teinte, il est nécessaire que la pastille soit placée à une distance fixe de l'anticathode : 8 centimètres ; les tissus seront éloignés de 15 centimètres et auront reçu lorsque la coloration de la pastille correspondra à celle de l'aquarelle la plus grande dose compatible avec l'intégrité des téguments. Théoriquement la méthode paraît aussi simple que facile à appliquer. En réalité, on se heurte dans la pratique à de nombreuses difficultés.

D'abord il n'est pas toujours possible de placer la pastille à 8 centimètres de l'anticathode ; pour remplir cette condition il est nécessaire de ne faire usage que d'ampoules ne dépassant pas 15 centimètres de diamètre. Il est reconnu en effet que la chaleur dégagée par l'ampoule pouvont contribuer pour une très large part au virage du réactif, il est nécessaire que celui-ci soit à une distance de près de deux centimètres au moins des parois du tube Or les tubes ayant 16 cent. de diamètre et au-dessus sont de beaucoup les plus nombreux. Il est vrai qu'en France on emploie de plus en plus les tubes Chabaud, dont les petites dimensions permettent de placer la pastille à 8 centimètres de leur anticathode.

Pour maintenir la pastille à la distance voulue, on a été obligé de fixer des porte-radiomètres sur les localisateurs; étant nécessairement latéraux ils placent bien la pastille sur le trajet des rayons normaux mais non sur la direction principale de ces rayons. M. Bordier, dans un ouvrage consacré à la technique radiothérapique (collection Leauté) voit dans ce fait une cause d'erreur appréciable. « Il est bien établi, écrit-il, que les rayons qui divergent tout autour d'une certaine direction, bien fixe pour chaque ampoule, ne possèdent pas la même énergie X que le pinceau de rayons correspondant à cette direction remarquable suivant laquelle ce qu'on peut appeler l'effet Rœntgen est maximum... Dès lors comme d'habitude on irradiera les tissus suivant la direction à effet maximum, la pastille placée latéralement, atteindra la teinte B trop tard, au moment où les tissus auront absorbé une dose plus grande que celle que l'on avait prévue ».

Faut-il réemployer les pastilles qui ont été irradiées et auxquelles la lumière a fait récupérer leur teinte primitive.

Nous croyons préférable de les rejeter vu leur prix minime.

Malgré ces imperfections, le radiomètre de Sabouraud Noiré est à l'heure actuelle employé par la plupart des radiologues français. C'est sa simplicité qui a fait son succès, et qui nous rend indulgents pour ses défauts. Il donne lorsqu'on a un peu l'habitude de son emploi, des indications suffisantes. Une précaution indispensable et qu'on oublie trop souvent, consiste, pendant le dosage, à bien protéger la pastille de l'action de la lumière, qui exerce sur elle une action antagoniste de celle des rayons ; le laboratoire doit être dans une demi-obscurité, et il est bon de recouvrir la pastille d'une feuille de papier noir.

On interrompt de temps en temps la séance pour aller vérifier au jour la teinte de la pastille. Il importe, on le conçoit, de faire cet examen aussi rapidement que possible: et on y arrive avec un peu d'exercice.

Chromoradiomètre de Bordier

M. Bordier utilise aussi le platino-cyanure de baryum mais inclus dans du collodion et placé sur les tissus eux-mêmes ou au moins, au voisinage et sur le même plan que la surface irradiée.

M. Bordier dans l'exposé de sa méthode critique d'abord vivement le choix d'une unité empirique comme l'unité H, qui ne repose sur aucun fait précis, puisque Holzknecht lui même définit cette unité : « Le tiers de la quantité des rayons X amenant la toute première réaction de la peau ». Voulant d'abord donner à sa méthode une unité scientifique toujours constante à elle-même, M. Bordier a eu recours à la méthode de Freund pour établir une unité correspondant à la quantité de Rayons X qui libère dans un centimètre cube de la solution de Freund, 0 mgr. 1 d'iode.

Le réactif de Bordier se présente sous forme de pastilles carrées de 6 mm. 5 de côté, lesquelles sont fixées sur des lamelles de papier gommé au verso. Une échelle de cinq teintes a été adoptée dans chacun des degrés de coloration qui correspond à l'une des réactions principales du traitement radiothérapique (Bordier).

« La teinte O est d'un vert jaune peu foncé, la dose correspondant à cette teinte, nous dit M. Bordier, produit, après une période latente de trois semaines environ, la chute temporaire de poils, mais sans érythème appréciable. On peut répéter, sur une même région, la dose correspondant à la teinte O tous les mois, mais seulement pendant trois mois.

« La teinte I d'un jaune clair et légèrement verdâtre est celle que prend le platino-cyanure lorsqu'une peau normale qui le supporte a absorbé la dose maxima de rayons compatible avec son intégrité : chute des poils après une vingtaine de jours de latence, mais avec un léger érythème se montrant une quinzaine de jours après l'application. A ce degré, pour éviter la radiodermite dans le traitement d'une affection profonde, il est nécessaire qu'il s'écoule un mois et demi dans l'intervalle de chaque séance, et ne la répéter que deux fois.

La teinte II est jaune soufre : elle est prise par une pastille qui reçoit la même quantité de rayons X qu'une peau saine dont la réaction serait caractérisée, après une période latente de 12 à 13 jours, par de l'érythème, de la tuméfaction, et une desquamation marquée à la fin de la réaction. La période latente est de 12 à 13 jours. Il est prudent de rester en dessous de cette dose quand on veut être sûr de ne pas provoquer une inflammation allant jusqu'à la vésication (Bordier).

La teinte III est de couleur gomme gutte. Réaction cutanée caractérisée par de la rougeur, vésication, érosion, exsudation, c'est la radiodermite vraie. Cette dose doit être réservée pour la cure des placards lupiques anciens, de certains épithéliomas, ou encore de tumeurs érectiles et de nœvi plans.

La teinte IV est marron. Elle amène sur une peau saine une action nécrosante et ulcérative. Cette teinte nous dit M. Bordier doit être réservée à certains épithéliomas qui peuvent être ainsi guéris en une séance.

La méthode de M. Bordier établie avec tout l'esprit scientifique que nous reconnaissons à son auteur, est digne du plus grand intérêt. Les avantages du procédé de M. Bordier sur celui de Sabouraud et Noiré, sont nombreux, et nous en avons déjà signalés plusieurs ; le plus important est de permettre la mesure directe de fortes doses qui tendent à être de plus en plus employées, particulièrement pour la cure des épithéliomas.

Deux grandes difficultés subsistent dans la méthode de M. Bordier : c'est d'abord l'évaluation des teintes et en second lieu les difficultés à empêcher le dévirage du sel de baryum. Pour l'appréciation des teintes M. Bordier a cependant imaginé un dispositif très ingénieux. Chaque teinte étalon est peinte avec une couleur inaltérable en forme de carré entourant une ouverture carrée aussi, permettant d'y introduire la pastille. La comparaison des teintes est ainsi facilitée. Mais l'écueil de la méthode consiste surtout dans la difficulté à empêcher le dévirage des pastilles. M. Bordier conseille naturellement d'opérer dans l'obscurité, mais ce dévirage se produit aussi, quoique à un très faible degré, dans l'obscurité elle-même. Aussi M. Bordier conseille-t-il l'emploi d'installations puissantes permettant d'abréger la durée de séances, et il proscrit la machine statique.

« Pendant l'irradiation nécessaire au virage écrit M. Bordier, le platino-cyanure tend constamment à revenir à la teinte initiale ; ce qui entraîne une production de rayons X plus grande que la quantité correspondante à la teinte I. Dans une application radiothérapique faite avec une machine statique à 10 plateaux, il a fallu une heure et demie pour arriver à la teinte I ; or la réaction obtenue sur les tissus fut exactement celle correspondant à la teinte II ». C'est le grand défaut de la méthode de Bordier.

Procédé de Guilleminot

Le principe, qui est identique à celui qui sert de base à la méthode qualitative de Courtade est le suivant :

Si l'on soumet un échantillon de platino-cyanure de baryum à l'action d'un échantillon de radium ayant une activité égale à 50.000, et d'autre part à celles d'un tube de Crookes, au moment où la fluorescence déterminée par le tube sera égale à celle que donne le radium, un centimètre carré de la surface irradiée reçoit en une minute, une quantité de rayons X égale à l'unité que M. Guilleminot désigne sous le nom d'unité M. Si l'on a été obligé de s'éloigner de 2 mètres de l'ampoule pour avoir l'égalité de fluorescence, en ce point la quantité de radiations est égale à l'unité. On arrive par le calcul à déterminer le nombre d'unités qui agiraient à 15 ou 20 centimètres suivant la distance à laquelle on veut placer l'ampoule du patient : ce chiffre atteint ainsi plusieurs centaines. On en déduit le temps d'irradiation nécessaire pour obtenir le nombre d'unités qu'on veut faire absorber.

Pour éviter les calculs M. Guilleminot a fait construire un appareil très ingénieux, un quantitomètre destiné à faire connaître, le nombre d'unités M correspondant à une distance donnée.

Nous ne décrirons pas cet appareil que nous considérons comme un instrument de laboratoire.

MÉTHODES CHIMIQUES DE DOSAGE

Elles utilisent l'action chimique des rayons X qui jouissent de la propriété de décomposer certaines combinaisons peu stables ; nous décrirons sous ce titre les procédés de Freund et de Schwarz.

MÉTHODE DE FREUND

Une solution de 2 0/0 d'iodoforme dans du chloroforme vire au rouge vineux sous l'action des rayons X, par mise en liberté d'iode. Malheureusement la lumière a sur la solution une action analogue, Freund avait proposé de comparer les teintes prises par le réactif à d'autres teintes servant d'étalons ou de doser l'iode mis en liberté. L'action fâcheuse de la lumière a empêché ce procédé de devenir pratique.

RADIOMÈTRE NÉPHOMÉTRIQUE DE SCHWARZ

Cet appareil est basé sur la propriété qu'ont les rayons X de donner naissance à un précipité du calomel lorsqu'on les fait agir sur une solution d'oxalate d'ammonium et de sublimé. La quantité de calomel précipitée est en rapport avec l'intensité et la durée des irradiations. Schwarz apprécie cette quantité par comparaison avec des liquides étalons numérotés correspondant à un membre déterminé d'H.

MÉTHODES PHOTOGRAPHIQUES

Ces méthodes utilisent l'action des rayons X sur les plaques ou papiers photographiques. Nous décrirons les deux plus importantes, le quantitomètre de Kienbœch et le procédé de Durand.

MÉTHODE DE KIENBŒCH

Le réactif consiste en des bandes de papier au gélatino bromure d'argent protégées contre la lumière, et destinées à être appliquées sur la région irradiée.

Les papiers sont ensuite développés en suivant une technique précise indiquée par Kienbœch. La teinte obtenue par le papier est ensuite comparée à l'échelle servant d'étalon. Cette échelle se compose d'une série de bandes de papier quantimétrique dont le degré de noircissement est progressivement ascendant. Ces teintes ont été obtenues par l'exposition à la lampe à incandescence dans des conditions de distance et de pose déterminées.

Les degrés inférieurs offrent un grand contraste qui est loin d'être aussi marqué dans les degrés supérieurs. La teinte portant le n° 1 constitue l'unité de mesure de Kienbœch qu'il désigne sous le nom d'unité X ; 2 unités X correspondent à une unité d'Holzknecht.

Kienbœch prétend mesurer par son procédé non seulement les doses superficielles mais encore les doses profondes, en couvrant une moitié du réactif d'une feuille d'aluminium, de un millimètre d'épaisseur, correspondant sensiblement à l'opacité d'une couche musculaire de même épaisseur.

La méthode de Kienbœch est certainement une des plus précises qui existent, malheureusement elle est peu pratique, parce qu'elle nécessite des manipulations longues et minutieuses faites dans un cabinet noir, avec des produits dont la conservation est difficile (bain).

MÉTHODE DE E. J. DURAND.

Cette méthode présente, à plusieurs points de vue, certaines analogies avec la précédente et de plus elles sont contemporaines, ce qui démontre cependant surabondamment que les travaux d'un auteur n'ont pu inspirer ceux de l'autre. Voici comment M. Durand expose lui-même son procédé.

« Nous nous sommes proposé, dit-il, de chercher une unité de mesure que l'on puisse facilement reproduire semblable à elle-même, et qui soit indépendante des substances employées.

Pour cela nous faisons agir sur une plaque photographique quelconque une lampe à incandescence d'une intensité déterminée, située à une distance fixe, et nous prenons comme unité de rayons X la quantité de rayons qui, ayant agi sur cette même plaque, donne, après développement une teinte identique à celle fournie par la partie de la plaque impressionnée par la lampe.

Une fois en possession de cette unité de mesure, on s'en servira pour étalonner des appareils plus sensibles, basés sur des méthodes physiques. Il est bien entendu, d'ailleurs, que, mesurant l'intensité du rayonnement pris en bloc, nous devons nous contenter d'une approximation relativement grossière, car les mesures vraiment précises ne pourront avoir lieu que le jour où l'on aura décomposé le rayonnement complexe d'un tube de Crookes en chacune de ses composantes homogènes.

Pour que cette méthode garde toute sa valeur, plusieurs points étaient à contrôler.

1° Il fallait que la teinte obtenue au developpement fut la même, quelle que soit la loi suivant laquelle on a impressionné la plaque. Par exemple, il fallait s'assurer qu'une lumière d'intensité I agissant pendant un temps T, donnait la même opacité qu'une lumière d'intensité I/n agissant pendant un temps n T. C'est ce que l'expérience a vérifié avec une précision suffisante, aussi bien pour la lumière ordinaire que pour les rayons X.

2° Il fallait s'assurer que si une certaine intensité lumineuse d'une part, et une certaine intensité de rayons X d'autre part, donnaient une même opacité, en doublant, triplant chacune de ses deux intensités, le parallélisme persisterait. Ce fait n'était nullement évident a priori, puisque l'on admet que l'action de la lumière et des rayons X sur la plaque sont de nature totalement différente. Ce parallélisme s'est vérifié jusqu'à présent dans nos expériences (Durand).

3° Enfin, les résultats donnés par cette méthode, doivent être indépendants de la nature de la plaque, du révélateur employé, de la durée du développement, de la pénétration des rayons et de plusieurs autres causes. C'est là un point important, sur lequel nous ne pouvons pas encore nous prononcer d'une façon définitive, bien que nos premières expériences tendent à le confirmer.

« Pour faire une mesure voici comment nous opérons : la plaque photographique est divisée dans le sens de la longueur en deux plages égales ; la première reçoit l'impression radiographique, la deuxième plage est divisée perpendiculairement à la longueur, en un certain nombre de zones, sur lesquelles on fait agir une fraction connue de l'unité de lumière adoptée, pendant des temps qui varient comme la suite naturelle des nombres entiers. On développe comme un cliché ordinaire, en évitant soigneusement le moindre voile, et en cherchant à obtenir des oppositions aussi nettes que possible. On cherche quelle est la zone dont l'opacité est égale à celle de la plage radiographique (ce qui est facile puisqu'elle est juxtaposée). Son numéro d'ordre donne la mesure de la quantité des rayons X qui a frappé la plaque. Si le tube est resté dans le même état de fonctionnement, on en déduit facilement l'intensité du rayonnement, et l'on peut graduer un appareil de mesures basé sur des méthodes physiques ».

Dans ce but, M. le Dr Durand, poursuit en ce moment à l'Institut Municipal d'électrothérapie de la Salpêtrière dont il est le médecin-adjoint, une série d'expériences s'enchaînant mutuellement et qui feront de sa technique tout un ensemble de mesures et réglages à opérer dans l'interrupteur la bobine et le tube.

Méthodes électriques.

Elles sont basées sur l'action exercée par les Rayons X sur certains phénomènes électriques. Deux appareils utilisent ces propriétés : le radio-intensimètre de Luraschi et le compteur de quantité de Villard.

Radio-intensimètre de Luraschi.

On sait depuis longtemps que la lumière fait baisser la résistance électrique du sélénium. Perreau démontra que les Rayons X avaient la même propriété et que cet abaissement de la résistance électrique était plus considérable si on interposait au devant du sélénium un écran au platinocyanure de baryum car les radiations lumineuses venaient s'ajouter aux rayons X.

Luraschi [constata qu'il existait un rapport entre une augmentation de Rayons X émis par l'ampoule et la déviation de l'aiguille du milliampéremètre, et basa sur ce principe son appareil de mesure.

Il constata aussi que la déviation de l'aiguille est plus grande et se maintient plus fixe lorsque la pile à sélénium est munie d'un écran ; et son appareil en est pourvu.

Luraschi reconnaît à son appareil des avantages précieux, notamment celui de ne pas être sujet aux causes d'erreur dépendant du degré d'éclairage de la pièce où se fait l'examen.

Il permet, dit-il, la création d'une unité scientifique, parce qu'il suffirait d'établir en utilisant la solution de Freund, la quantité de Rayons X correspondant aux divisions du milliampéremètre.

Le défaut capital de cet appareil consiste dans le fait que la propriété du sélénium sur laquelle il est basé, s'amoindrit avec le temps et cet amoindrissement se produit après un, deux ou trois mois. Il semble démontré aussi que tous les échantillons de sélénium n'ont pas la même sensibilité. Ces seules raisons suffiraient à faire rejeter l'appareil de Luraschi, et cela nous dispense de signaler ses autres défauts.

Compteur de quantité de Villard.

Le principe sur lequel se pose le compteur, nous dit M. Villard lui-même, est très simple : une électrode, reliée à l'aiguille d'un électromètre, est placée dans une boîte, maintenu à un potentiel constant et pourvu d'une ouverture pour l'admission des rayons ; cette ouverture est bien entendu, recouverte d'une très mince feuille conductrice. Sous l'action ionisante des rayons le potentiel commun de la lame et de l'aiguille se rapproche de celui de la boîte. L'aiguille dévie, s'éloigne de la 1re paire de quadrants et vient toucher au moyen d'une tige qui lui est annexée, un contact relié à la seconde paire de quadrants. La charge de l'aiguille est inversée, ce qui la ramène aussitôt à sa première position d'où elle repartira quand une nouvelle dose de rayons aura rétabli le potentiel nécessaire. On a ainsi une série d'oscillations dont chacune correspond à une dose constante de Rayons.

Si le principe est simple, l'appareil de M. Villard ne l'est pas. Aussi n'entrerons-nous pas dans les détails de sa construction. C'est un appareil de laboratoire.

CHAPITRE IV.

Méthodes d'applications des Rayons X en radiothérapie.

Il ne suffit pas d'être en mesure d'apprécier la qualité et la quantité de radiations émises par un tube de Crookes, il importe encore de savoir quel devra être le degré de pénétration de ces rayons, quelle quantité on en fera absorber en une séance, et quel intervalle de temps devra séparer chaque application. Il nous reste donc à faire ce qu'on pourrait appeler, la posologie des Rayons X.

La question de la qualité des rayons, de leur degré radiochromométrique, ne nous retiendra pas longtemps. Il est reconnu par tous les radiologues que ce numéro au radiochromomètre de Benoist doit être au moins de 6 à 7, et que dans le traitement des affections profondes il y a avantage à le faire monter jusqu'à 9. L'utilité d'un filtre arrêtant les rayons les plus mous, les plus offensifs pour les téguments, est très utile, lorsque l'ampoule est placée à une faible distance des téguments. On peut employer pour cet usage une feuille d'aluminium de 1 mm. d'épaisseur et plus simplement une quinzaine de feuilles de papier noir superposées ou un emplâtre de Vigo.

L'entente est loin d'être aussi complète entre les radiologues, lorsqu'il s'agit de déterminer les doses de rayons à faire absorber dans chaque séance et la répartition des séances.

On peut avec M. Castex ramener à trois groupes les diverses méthodes d'application des Rayons X.

« 1er groupe. A chaque séance la dose est très faible, insuffisante pour amener une réaction, mais les séances, très nombreuses, sont répétées à un faible intervalle de 24, 48 heures, trois ou quatre jours, jusqu'à ce qu'on détermine une action visible. A partir de ce moment, suivant les méthodes particulières on continue ou on suspend les irradiations ».

« On peut faire à ce genre de méthodes ajoute M. Castex, les reproches suivants : Les séances très nombreuses sont un grand dérangement pour le médecin et le malade : le temps perdu en préparatifs est considérable par rapport au temps consacré à l'irradiation même. La mesure des doses faibles est délicate. La cumulation par la peau risque de déterminer, même après l'arrêt à l'apparition du premier érythème, des radiodermites assez intenses. »

M. Bordier formule contre cette méthode des critiques beaucoup plus sévères. « Que penser, dit-il de ces applications, dites radiothérapiques, courtes et fréquentes (trois par semaine) faites sans le moindre souci des mesures, en plaçant l'ampoule à une trop grande distance des tissus ? Comment peut-il savoir, le médecin qui opère ainsi, à quel moment la dose de rayons X appliquée est suffisante ? Quel moyen de contrôle peut-il avoir dans ces conditions ? » Dans la description qu'il donne de son chromoradiomètre M. Bordier dit encore: « Nous ne sommes pas partisan de la méthode fractionnée qui consiste à n'exposer que quelques minutes les tissus aux rayons X, quitte à répéter les séances deux ou trois fois par semaine, tout comme l'on ferait en électrothérapie courante pour le traitement par exemple d'une paralysie. De telles expositions courtes, empiriques, suspendues quand commence à apparaître la réaction peuvent causer au médecin les plus grands ennuis et leur prompte disparition serait à souhaiter. »

Nous voulons répondre à toutes les critiques formulées contre le procédé des petites doses, car il est loin d'être aussi inefficace que le pense M. Bordier.

C'est le procédé que fait appliquer notre Maître M. le Docteur Romain Vigouroux, à l'Institut Municipal d'Electrothérapie de la Salpêtrière, où les succès obtenus se chiffrent par centaines tous les ans. Que penser de ces applications dit M. Bordier faites sans aucun souci de mesures ? Nous nous permettrons de répondre à M. Bordier que l'emploi des petites doses n'exclut pas forcément les mesures. Il est difficile de mesurer les petites doses mais ce n'est pas impossible.

Lorsqu'une ampoule est étalonnée, on peut, il est à peine besoin de le faire remarquer, en prenant les mêmes constantes électriques, calculer très approximativement, par le nombre de minutes que dure la séance le nombre d'H ou de fractions d'H absorbées.

Il semble qu'on tend depuis quelques années à subordonner les procédés d'applications aux procédés de mesure ; on ne peut s'empêcher de voir un certain rapport entre l'abandon des petites doses et la découverte de procédés de mesures peu sensibles ne permettant pas de mesurer ces faibles doses.

A défaut d'autres mesures, la méthode des faibles doses a recours à une mesure biologique, la réaction cutanée.

C'est un procédé que l'on pourrait parfaitement décrire sous le nom de procédé cutané, ceux qui l'emploient surveillant aussi attentivement les réactions de la peau que d'autres surveillent les changements de coloration des pastilles. Il est toujours possible d'arrêter à temps les applications, avant que ne surviennent des accidents graves du côté des téguments.

Durant les cinq années que nous avons passé à l'Institut Municipal d'Electrothérapie nous n'avons pas vu une seule radiodermite grave, et il y est fait cependant une soixantaine d'applications par semaine. On ne pourrait objecter que les doses sont insuffisantes puisqu'on va toujours aux limites extrêmes de tolérance de la peau, à moins que le résultat thérapeutique désiré ne se produise avant.

La méthode des petites doses a encore dans le traitement des lésions profondes un avantage tout au moins théorique que nous voulons signaler. Il est logique de penser, et sans doute d'affirmer, que dans la cure radiothérapique de ces lésions, la dose vraiment utile est la dose de rayons absorbée par la tumeur ou par l'organe profond que l'on désire atteindre. Or, il est bien certain que dans une période de trois mois par exemple, on pourra par des petites doses répétées 2 ou 3 fois la semaine faire absorber aux téguments et secondairement à la tumeur, une dose de rayons bien supérieure à celle qu'on lui ferait absorber si à la première séance on administrait la plus forte dose compatible avec l'intégrité des téguments, ce qui obligerait à suspendre le traitement pendant un mois environ.

Cette méthode des doses fractionnées oblige naturellement le médecin et le malade à de nombreux dérangements. Mais c'est là une critiquc dont le médecin et le malade sont intéressés à ne pas tenir compte, s'il est démontré que dans le traitement des affections profondes, le procédé est supérieur aux autres.

Le deuxième groupe des méthodes d'application comprend celles où, à chaque séance, on donne la dose maxima compatible avec l'intégrité du tégument cutané ou muqueux. (Cas ex.).

C'est la méthode à laquelle se sont rangés la plupart des radiologues actuels. Voyons les avantages que reconnaît M. Castex à cette méthode qui est la sienne.

« Les avantages de cette méthode (Castex, Précis d'électricité médicale) sont très importants. Les mesures de dosage sont aussi faciles et exactes qu'elles peuvent l'être dans l'état actuel de la science. Chaque séance fournit en général un résultat visible sur la lésion qu'on traite ; elle sert de guide, pour la dose à donner dans la séance suivante. Le résultat définitif est atteint dans un nombre de séances relativement faible, en tout cas bien moins considérable que dans les méthodes du groupe précédent.

Le temps perdu à chaque séance en préparatif n'est pas exagéré. Comme les séances sont espacées de deux, trois, même quatre semaines au plus, les clients qui n'habitent pas la même localité que le médecin peuvent retourner chez eux, vaquer à leurs occupations habituelles. Les laboratoires de radiologie très actifs sont ainsi moins surchargés, et dans les hôpitaux, on évite l'encombrement par ces malades qui s'ennuient, parce que relativement valides, ils n'ont rien à faire ».

On voit que les avantages de cette méthode, sont loin d'être pour la plupart des avantages scientifiques.

Nous croyons cette méthode inférieure à la précédente, tout au moins pour les affections profondes ; dans tous les cas elle est plus dangereuse, en voulant arriver trop près de la limite de tolérance de la peau, on dépasse parfois cette limite : rien n'indique à quel moment peut être faite la seconde application ou la troisième, elle est souvent faite trop tôt et une radiodermite survient. M. Bordier emploie dans le traitement des lésions profondes un procédé qui ne manque pas d'originalité. Il fait plusieurs irradiations, mais chaque fois en des points différents de la peau en appliquant en chaque point toute la dose que la peau peut supporter « Supposons, écrit-il dans sa « Technique radiothérapique » qu'il s'agisse d'une tumeur ayant le volume d'une sphère de 2 centimètres de diamètre et dont la face antérieure est placée à 1 centimètre de la peau. Il faut arriver à faire absorber à cette tumeur 6 unités I et pour cela il faut introduire environ 22 unités mesurées au niveau des téguments. Pour y arriver nous faisons entrer les rayons par des portes cutanées différemment orientées. Nous faisons quatre irradiations dans les quatre directions cardinales si c'est possible ». Cette technique ne doit pas être toujours très facile à appliquer ; quand on le peut elle est susceptible de rendre des services précieux lorsqu'on est obligé d'aller vite.

Dans le troisième groupe des méthodes d'application des rayons X on administre en une seule fois la dose que l'on juge nécessaire à la guérison de l'affection que l'on veut traiter.

Il est évident que cette méthode ne peut être employée que pour le traitement de certaines affections cutanées lorsque l'intégrité du tégument déjà compromise par la lésion n'est plus à ménager, ou lorsqu'on ne peut espérer guérir le mal que par une destruction plus ou moins profonde de la peau qui lui sert d'implantation.

M. André Broca a particulièrement étudié cette méthode, dans le service de M. le professeur Gaucher à l'hôpital Saint-Louis. Il a exposé sa technique dans un article paru dans le journal de Médecine interne du 20 octobre 1909 et intitulé « Quelques considérations sur la radiothérapie intensive dans les maladies cutanées ». M. Broca insiste d'abord sur les inconvénients des petites doses dans le traitement de certaines affections cutanées et particulièrement des épithéliomas, où il n'est pas rare de voir, malgré le traitement, la lésion continuer son évolution : « Je pense pour ma part que dans ce cas, non seulement le traitement laisse l'évolution se faire, mais qu'il la favorise souvent ». Il reconnaît cependant que certaines affections relativement bénignes, telle que l'acné, ne méritent pas de faire courir les risques d'une radiodermite, et pour lesquelles il conseille un traitement doux et assez prolongé.

M. Broca nous renseigne ensuite sur la technique qu'il a suivie « Tous les résultats qui suivent, ont été obtenus avec des tubes Villard portant 2 milliampères en régime permanent, ayant des étincelles équivalentes réglées suivant les cas entre 6 centimètres et 10 centimètres et amenant la pastille de Sabouraud et Noiré en 12 minutes à la teinte B correspondante à 5 h. avec une étincelle moyenne de 7 centimètres » Cet étalonnage du tube, sert ensuite à faire le dosage des rayons, en suivant des yeux le milliampéremètre et le compte-secondes.

M. Broca passe ensuite à la particularité la plus importante croyons-nous de sa technique : « Quand on fait de fortes doses, écrit-il, il faut économiser le temps de l'application et pour cela placer le malade à la distance la plus faible possible de l'anticathode ».

Dans un troisième paragraphe, M. Broca étudie les réactions diverses des tissus, leur traitement, et la limitation des lésions. Dans le traitement des fortes réactions déterminées par les doses massives, M. Broca conseille la privation complète de tout pansement avec pulvérisations quotidiennes au sérum artificiel.

M. Broca nous indique avec beaucoup de détails comment il est parvenu à limiter exactement les tissus qu'il soumet à des doses massives. Les plaques de plomb sont insuffisantes car on ne peut y découper avec assez de précision le contour des tissus morbides, et de plus le moindre mouvement du malade, sa respiration suffisent à produire un déplacement nuisible. M. Broca a employé, emploie quelquefois l'emplâtre de Vigo qui a l'avantage de filtrer les rayons et de produire les réactions moins vives, quoique favorables.

« Mais l'emplâtre de Vigo n'adhère pas d'une manière suffisamment exacte pour qu'on soit sûr qu'aucun déplacement ne se produira pendant l'application, et de plus il est absolument impossible de localiser exactement par ce moyen un nodule lupique isolé ou les bords anfractueux d'un lupus ou d'un épithélioma « Heureusement que nous possédons des peintures suffisamment opaques aux rayons X ; ce sont les peintures au plomb, céruse et minium.

« Je donne la préférence à cette dernière qui couvre mieux encore que la céruse. En la broyant avec l'essence de térébenthine on peut lui donner la consistance que l'on veut et la pâte ainsi formée peut se poser avec des bouts de bois taillés en pointe de manière à épouser les contours les plus délicats....

« Il est utile de protéger plus efficacement encore les alentours un peu éloignés de la lésion, là où la peau est encore saine Pour cela il est bon de découper de petites bandes d'emplâtre de Vigo, et de circonscrire la lésion au moyen d'un contour polygonal formé par ces bandes imbriquées l'une sur l'autre.

« De la sorte on a toujours plusieurs épaisseurs d'emplâtre au-dessus des tissus sains, et on peut employer un radiolimitateur assez étendu sans aucun inconvénient.

« La seule précaution à prendre est de former la cuirasse protectrice en emplâtre de Vigo notablement plus grande que la surface du limitateur de façon à éviter sûrement, même si le malade bouge, d'atteindre la peau saine. Dans ces circonstances on a, avec les plus hautes doses à peine une légère rougeur de la peau saine et celle-ci est loin d'être nuisible ».

La méthode et la technique suivies par M. Broca sont nouvelles, aussi avons-nous tenu à en faire un exposé aussi complet que possible dans notre travail.

Les résultats obtenus par M. Broca dans le service de M. le Professeur Gaucher ont été excellents. Il a appliqué avec succès la radiothérapie intensive au traitement du lupus, de la tuberculose verruqueuse, du papillome de l'épithélioma cutané, etc.

La technique de la radiothérapie de ces affections cutanées se trouve ainsi très améliorée grâce à M. A. Broca et à M. le Professeur Gaucher qui a fait lui-même tous les diagnostics et suivi avec le plus grand intérêt les progrès réalisés par cette nouvelle méthode.

CONCLUSIONS

Nos conclusions seront le résumé même de ce modeste travail.

Au chapitre de l'instrumentation, nous retiendrons : la supériorité des bobines ou transformateurs sur les machines statiques, avec interrupteur à turbine de préférence à tout autre modèle. En ce qui concerne les tubes, il est indispensable de choisir un modèle réglable. et le tube Chabaud à osmo-régulateur remplit le mieux cette condition.

De l'étude faite au chapitre II des divers appareils servant à apprécier les qualités des rayons X, nous conclurons à la nécessité d'employer fréquemment le radiochromomètre de Benoist qui mesure directement le degré de pénétration des rayons, le spintermètre ne fournissant que des indications approximatives.

De l'exposé et de la critique des nombreuses méthodes de mesures quantitatives (chapitre III) nous tirerons les conclusions suivantes : Aucun des procédés préconisés n'est parfait, aucun ne donne une mesure précise, mathématique de la quantité des radiations émises par un tube de Crookes, ils fournissent seulement des indications approximatives, mais suffisantes pour éviter de commettre des erreurs graves. On ne saurait donc négliger ces mesures.

Au sujet de la posologie des rayons X (chapitre IV) nous envisagerons les lésions superficielles et les lésions profondes. Beaucoup de lésions superficielles et tout particulièrement les épithéliomas cutanés, sont justiciables de la radiothérapie intensive pratiquée par M. André Broca à l'hôpital Saint-Louis dans le service de M. le Professeur Gaucher. Dans le traitement des affections profondes nous croyons, pour les raisons développées au chap. IV, la méthode des petites doses fréquemment répétées, supérieure à celle qui applique en une seule fois la plus forte dose qui soit compatible avec l'intégrité des téguments et laisse près d'un mois d'intervalle entre chaque séance.

BIBLIOGRAPHIE

Béclère. — De la substitution des gaz aux liquides isolants dans les interrupteurs rotatifs à jet de mercure et de la valeur comparée des divers gaz comme diélectriques. Arch. Elect. Méd. Octobre, 1908.

— L'évolution en radiothérapie. Arch. d'Elect. Méd. Conférence à la société de l'internat. Juin, 1907.

— Le dosage et sa représentation graphique en radiothérapie. Société de dermatologie, 11 avril 1904.

— Le dosage en radiothérapie. Procédés et instruments. Presse médicale, Février, 1904.

— Le dosage en radiothérapie. Société médicale des hôpitaux, 15 janvier 1904.

— Les mesures exactes en radiothérapie. Société de dermatologie. Janvier, 1902.

— La mesure indirecte du pouvoir pénétrant des rayons de Rœntgen à l'aide du spintermètre. Archiv. d'Electr. Méd. avril, 1900.

Bayon. — De la filtration en radiothérapie. Arch. d'Elect. Méd. Décembre, 1908.

Belot. — Rapport sur l'instrumentation et la technique en radiothérapie. Arch. d'Elec. Méd. Juillet. 1905.

— De l'importance du dosage et de la méthode dans le traitement radiothérapique de quelques affections néoplasiques. Arch. d'Elec., Méd. juin, 1905.

— Le facteur distance en radiothérapie. Arch. d'Elect. Méd. Avril 1905.

— Traité de Radiothérapie. Préface de M. le Dr Brocq. Paris, Steinheil, éd. 1905.

— A propos des indications fournies par le radiochromomètre de Benoist. Arch. d'Elect. Méd. Février, 1905.

Benoist. — Lois de transparence de la lumière pour les rayons X. Journal de physique nov. 1901.

Bergonié (G.). — De l'indication permanente du degré radiochromométrique du faisceau émanant d'un tube de Crookes par le voltmètre électrostatique. Arch. d'Elect. Méd. Février, 1907.

— De l'état actuel de la radiothérapie. Arch. d'Elect. Méd. Août, 1905.

H. Bordier. — Du rôle des filtres en radiothérapie et de leur utilité pratique. Arch. d'Elec. Méd. Mai 1909.

— Influence du nombre de décharges électriques sur la quantité de rayons X émise par une ampoule radiogène. Arch.d'Elect. Médic. janvier 1907.

— Technique Radiothérapique. Paris, Masson et Cie 1908.

— Du dosage des Rayons X en radiothérapie. Nouveau chromoradiomètre. Arch. d'Elec. Méd. Juin 1906.

Courtade. Contribution à l'étude de la mesure de la quantité de Rayons X (C. R. de la Soc. de biol. 15 fév. 1903

Luchod. Des mesures exactes en radiologie. Arch. d'Elect. Méd. nov. 1905.

Durand (E. J.) — Une nouvelle unité de mesure de l'intensité du rayonnement d'un tube de Crookes. Arch. d'Elect. Méd. mai 1906.

Freund. — Ueber Radiotherapie Wiener méd. Presse 1899.

— Grundriss der gesammten Radiothérapie für praktische Aerzte Berlin, 1903.

— Ein neues radiometrisches Verfahren. Winer Klinische Wochenschrift. 1904.

Fleig et Frenkel. — La filtration des Rayons X dans la radiothérapie profonde. Arch. d'Elect. Méd. Avril 1909.

Guilleminot. — Nouveau quantitomètre à Rayons X. Arch. d'Elect. Méd. février 1908.

Haret. Les mesures en radiologie. Arch. d'Elect. Méd. septembre 1908.

Holznecht (Guido). — Eine neue einfache Doserungsmethode in der Radiothérapie.

Huguier. Sur les mesures exactes en radiothérapie. Thèse de Paris 1903.

Kienbœck. Technik der Rœntgenthérapie. Forstch. auf d.Geb. der Rœntgenstr. Bd. VI. 1901.

Carlo Suraschi. — Le radiointensimètre, nouvel appareil de mesure de l'intensité et de la quantité des rayons X émis par le tube de Crookes. Arch. d'Elect. Méd. Janvier 1908.

Nobelle (G. de). — Technique et applications de la radiothérapie. Arch. d'électr. méd. sept. 1901.

Oudin. — Technique et contre-indications de la radiothérapie. Société française de dermatologie, mars 1904.

Sagnac. — La relation entre le voltage d'un tube de Crookes et le degré de pénétration des rayons X. Arch. d'Electr.Méd. Avril 1909.

Villard. — Le radioscléromètre. Arch. d'Electr. Méd. Mars 1908.

— Instruments de mesure à lecture directe pour les rayons X. Arch. d'Electr. Méd. sept. 1908.

Vigilio Machado. — Quelques mots sur la technique rœngologique aux Etats-Unis. Arch. d'Electr. Méd. février 1906.

Vaudet (Paul). — Technique de la radiothérapie. Instrumentation pratique. Préf. de M. le prof. Gaucher. Paris, A. Leclerc, 1903.

ANGOULÊME

Imprimerie L. COQUEMARD et Cie

www.ingramcontent.com/pod-product-compliance
Ingram Content Group UK Ltd.
Pitfield, Milton Keynes, MK11 3LW, UK
UKHW020344250726
13967UKWH00005B/2107